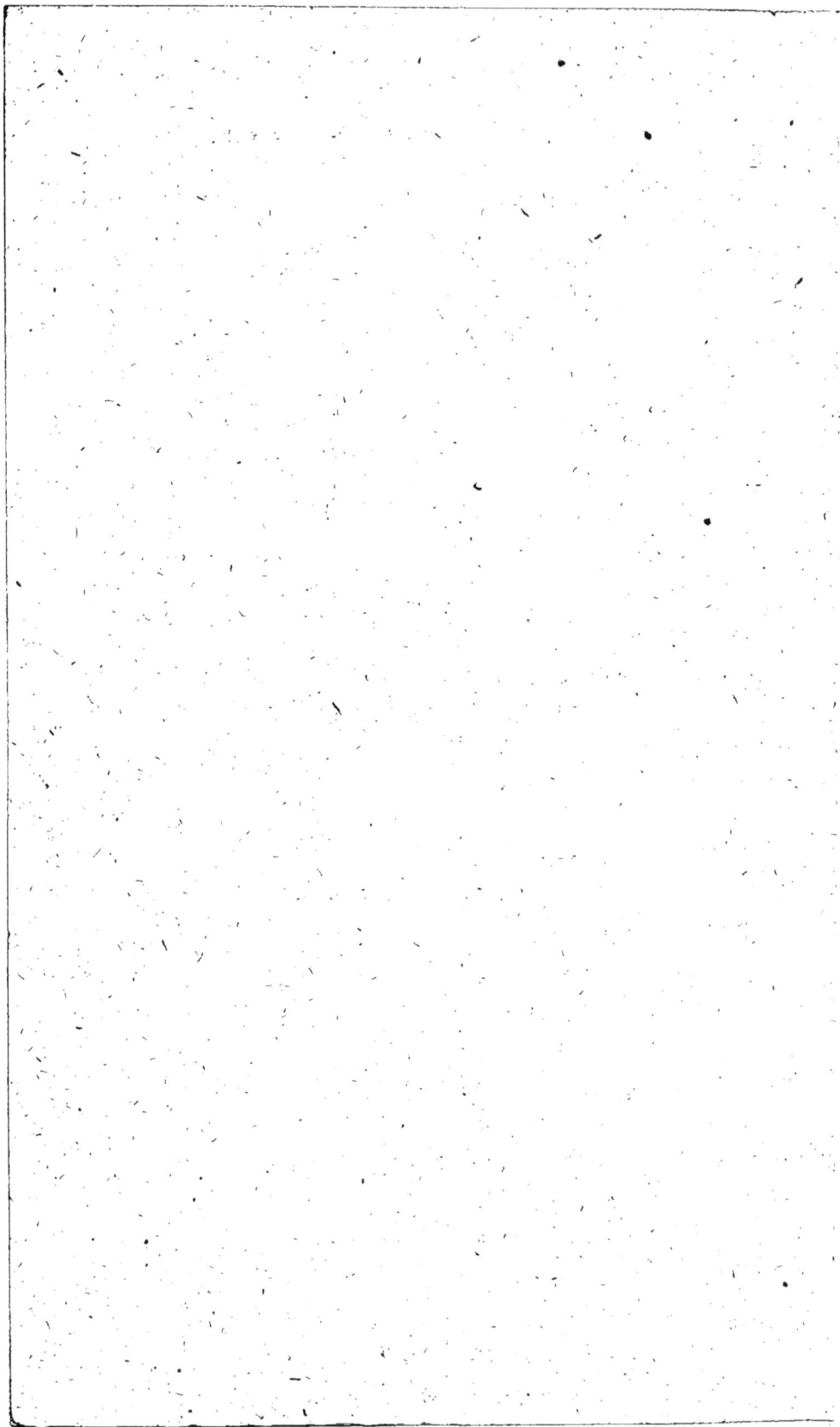

INFLUENCE DES PYREXIES

SUR LES

PRINCIPAUX PHÉNOMÈNES DE LA MENSTRUATION

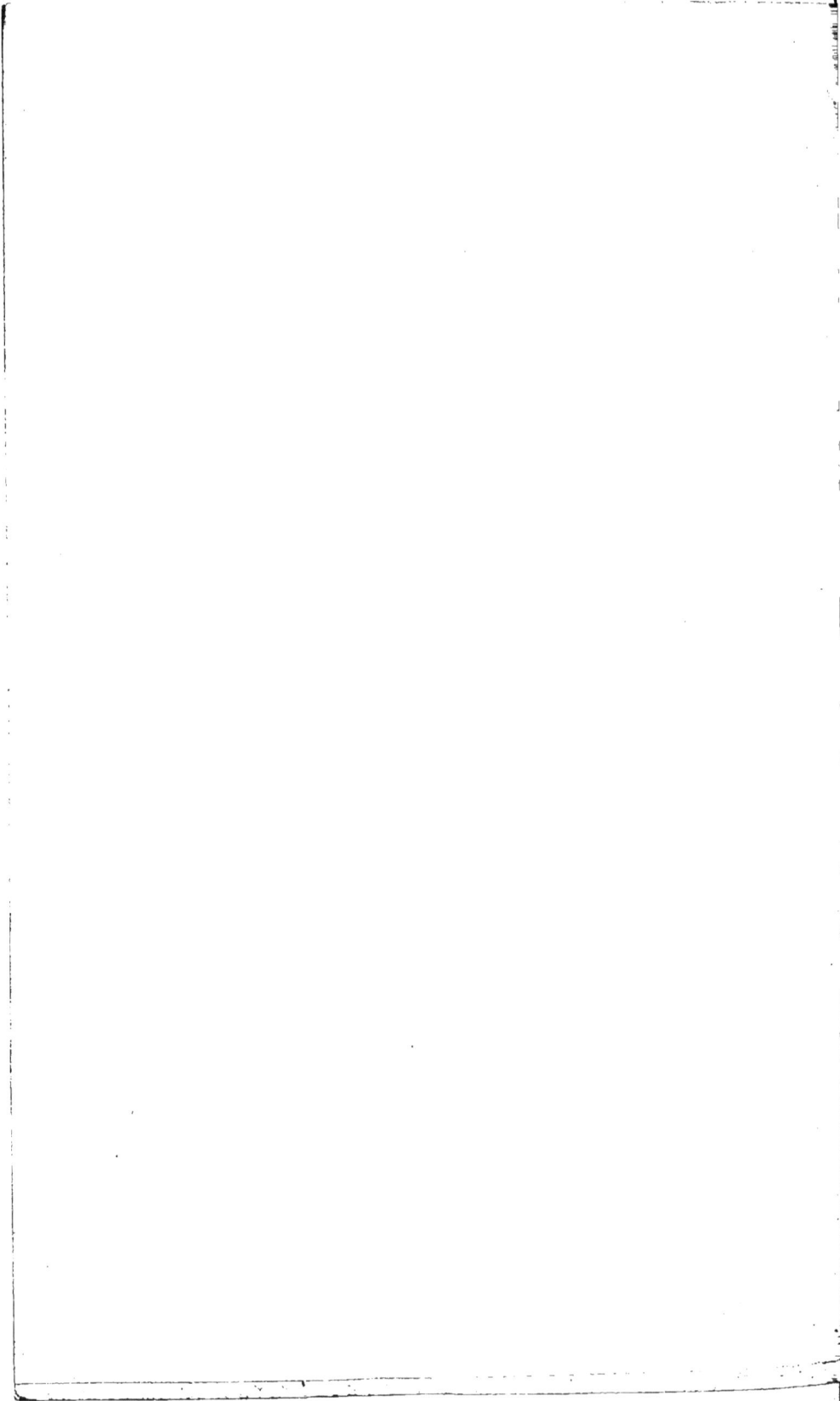

DE

L'INFLUENCE DES PYREXIES

SUR LES PRINCIPAUX PHÉNOMÈNES

DE

LA MENSTRUATION

PAR

M. LE DOCTEUR L. PERROUD,

CHEF DE CLINIQUE A L'ÉCOLE DE MÉDECINE DE LYON.

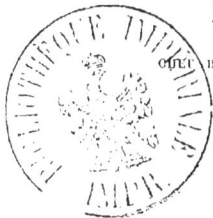

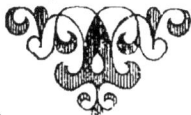

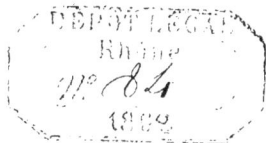

LYON

IMPRIMERIE D'AIMÉ VINGTRINIER

QUAI SAINT-ANTOINE, 35

—

1862

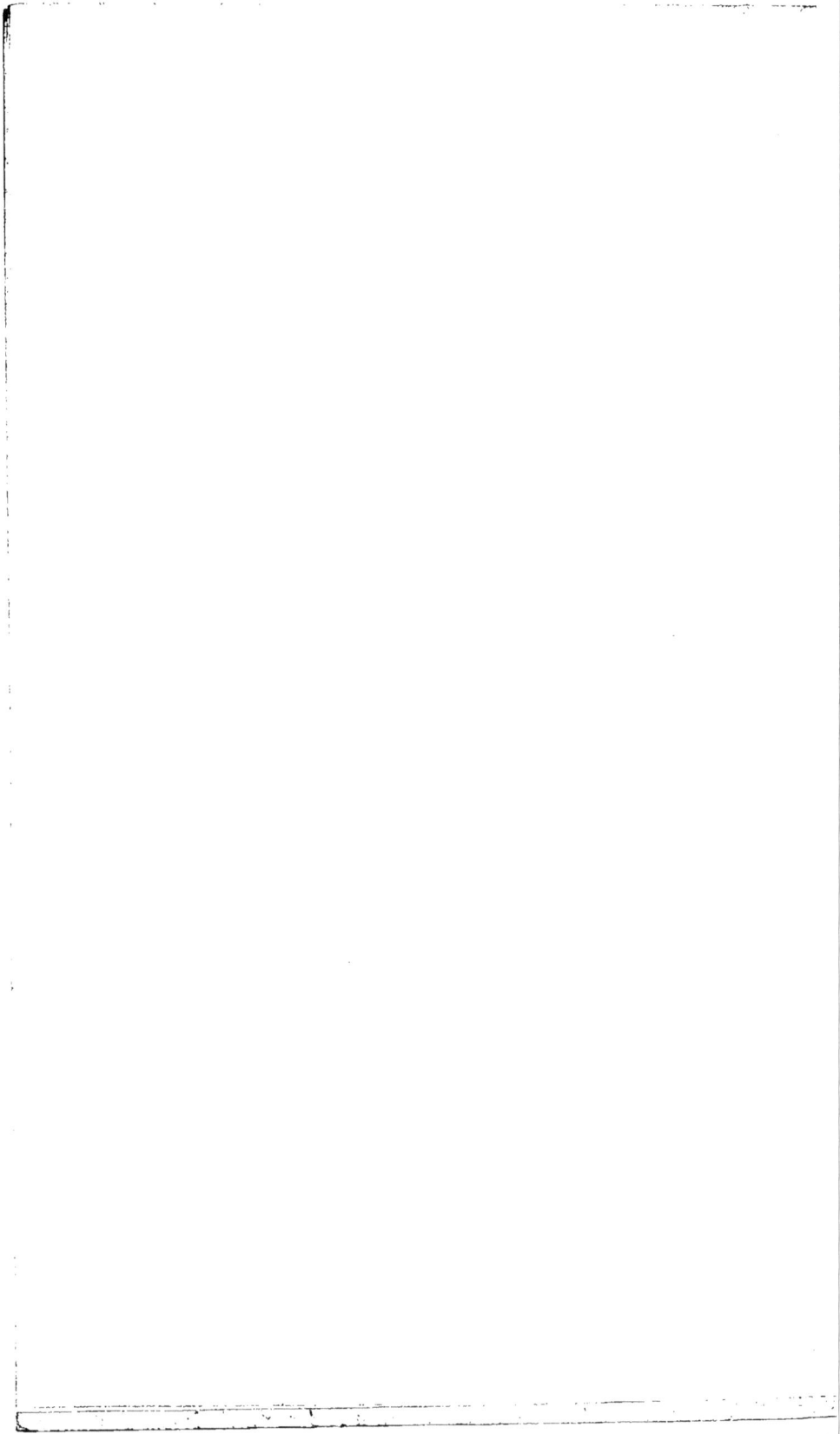

INFLUENCE DES PYREXIES

SUR

LES PRINCIPAUX PHÉNOMÈNES

DE

LA MENSTRUATION

Une étude intéressante est celle qui a pour objet les différentes altérations que causent les pyrexies dans les organes ou les principaux appareils de l'économie , et les modifications qu'elles impriment aux fonctions organiques.

Cette étude a été entreprise par les pyrétologues, surtout dans ces derniers temps, sous l'influence des tendances modernes à l'esprit d'analyse qui caractérise notre époque. Les poumons, la peau, les reins , l'appareil digestif, les centres nerveux, etc , sont devenus chez les fébricitants l'objet d'investigations minutieuses et intéressantes. Chez ces malades, les diverses fonctions de circulation, de calorification, d'innervation, de musculation , etc., ont provoqué des recherches laborieuses et multipliées, toutefois (et l'on a lieu de s'en étonner) on est presque resté indifférent vis-à-vis des organes génitaux et de leurs fonctions. Quelles influences les pyrexies ont-elles sur les voies génitales de la femme et sur la menstruation ? Voilà une

question encore presque neuve : un petit nombre seulement de pathologistes se la sont posée et, comme nous le
verrons, très-peu y ont répondu d'une manière précise.

Sans avoir la prétention de combler la lacune que nous
signalons, nous avons réuni un certain nombre de faits
et nous en avons déduit les conclusions que nous allons
exposer dans les lignes suivantes :

Dans ce travail, nous ferons connaître d'abord le résultat
de nos recherches cliniques; dans une seconde partie, nous
indiquerons les données que nous ont transmises les
auteurs qui se sont occupés de la question, puis nous
chercherons à tirer de ces faits quelques conclusions phy-
siologiques ou thérapeutiques.

I.

Les femmes sur lesquelles ont porté nos observations
sont au nombre de 100. — Nous avons pu réunir ces faits
soit en ville, soit surtout à l'Hôtel-Dieu dans le service
de la clinique médicale, et grâce à l'obligeance de MM. Ga-
met, Nodet, Mayet, Quarre, Drivon, dans les autres ser-
vices de femmes de l'Hôtel-Dieu.

Les malades, pour la plupart, étaient jeunes, car dans
95 cas où l'âge fut noté :

31 malades avaient	de 15 à 20 ans
38	de 20 à 25
17	de 25 à 30
5	de 30 à 35

Et 4 avaient plus de 40 ans.

Nos sujets se trouvaient aussi à peu près dans les mêmes conditions de tempérament, de constitution et d'habitudes sociales. C'étaient pour la plupart des domestiques ou des ouvrières en soie de constitution médiocre et présentant un tempérament le plus souvent franchement lymphatique, quelquefois seulement compliqué des attributs du tempérament sanguin ou du tempérament nerveux : nous aurons, du reste, à revenir plus tard sur ces diverses conditions ; mais il était important de donner tout d'abord quelques vues d'ensemble sur les malades qui nous ont fourni matière à observation.

Parmi les 100 fébricitantes sur lesquelles nous avons constaté l'état de la menstruation, 67 étaient bien réglées habituellement ; 33, au contraire, étaient réglées irrégulièrement ou ne l'étaient pas du tout. — Nous avons cru devoir faire deux catégories distinctes de ces deux classes de malades et nous les avons examinées séparément.

A. — Influence des pyrexies sur la menstruation des femmes habituellement bien réglées.

Les malades qui composent cette première classe sont au nombre de 67. L'écoulement menstruel revenait chez elles tous les mois, rarement à jour fixe ; le plus souvent tous les 23 ou 25 jours.

La durée était variable suivant les femmes. On en jugera par les chiffres suivants :

L'hémorrhagie durait :

2 jours chez 7 malades,

2 à 3 jours chez 5 malades,

3 jours chez 6 malades,

3 à 4 jours chez 7 malades,

4 jours chez 4 malades,

4 à 5 jours chez 6 malades,

5 jours chez 3 malades,

5 à 6 jours chez 2 malades,

6 jours chez 7 malades,

8 jours chez 7 malades.

Il nous a paru important dans une pareille étude de tenir compte de la présence des autres phénomènes péri-utérins qui se remarquent et peuvent même caractériser la période menstruelle, nous voulons parler des *douleurs pelviennes* et de la *leucorrhée*.

Les *douleurs pelviennes*, pendant la période menstruelle, peuvent faire défaut ou bien se manifester à l'hypogastre ou aux lombes ou dans les deux points à la fois.

33 de nos malades étaient menstruées sans douleur ;

12 souffraient pendant les règles à la fois aux lombes et à l'hypogastre ;

3 ne souffraient qu'aux lombes ;

6 seulement à l'hypogastre.

Notons aussi que ces douleurs pelviennes, quand elles existaient, se faisaient sentir le plus souvent quelques jours avant l'écoulement sanguin, pour disparaître aussitôt que l'hémorrhagie avait lieu ; rarement elles persistaient pendant l'hémorrhagie, et rarement aussi elles se manifestaient exclusivement et uniquement pendant l'hémorrhagie. Pour exprimer ces assertions en chiffres, nous dirons que sur 11 malades observées à ce point de vue :

9 accusaient des douleurs pelviennes uniquement avant l'écoulement ;

1 avant et pendant ;

1 uniquement pendant ; et aucune après.

La *leucorrhée* est un phénomène qui s'est rarement manifesté comme caractère de l'époque cataméniale chez nos sujets, assez intense du moins pour attirer l'attention de la malade. — Sur 43 femmes interrogées à ce point de vue, 5 seulement accusèrent un petit écoulement leucorrhéique pendant l'époque menstruelle.

Chez 3 de ces malades , cet écoulement se remarquait quelques jours avant l'hémorrhagie ;

Chez 2, quelques jours avant et quelques jours après ;

38 en étaient complètement exemptes.

Maintenant que nous connaissons l'état habituel de la menstruation chez les femmes que nous avons prises comme sujet d'observation, nous croyons pouvoir aborder avec plus de fruit l'étude des modifications que les pyrexies peuvent imprimer à cette fonction , et nous allons entrer dans le cœur de notre sujet, abandonnant ainsi la comparaison que l'on pourrait faire entre les résultats que nous avons obtenus et ceux auxquels sont arrivés les auteurs qui se sont occupés de la menstruation à l'état normal, et négligeant un travail intéressant sans doute au point de vue physiologique, mais qu nous écarterait notre but.

Examinons successivement l'influence qu'ont les pyrexies sur l'époque d'apparition des règles, sur leur durée et sur des phénomènes concomitants, coliques pelviennes et leucorrhée.

1° Comment les pyrexies influencent-elles l'époque d'apparition des règles ?

L'analogie aurait peut-être conduit à penser que les pyrexies devaient contrarier l'apparition des règles et faire taire cette fonction en apportant en elle le même trouble qu'elles jettent dans la digestion, la musculation et l'innervation.

Il n'en est rien pourtant : sur 57 femmes ordinairement régulièrement menstruées, 13 seulement ont vu leurs règles faire défaut dans le cours d'une pyrexie ; chez les autres, non seulement les règles n'ont pas manqué, mais encore souvent elles ont devancé l'époque habituelle de leur apparition dans une notable proportion, ainsi qu'il ressort des chiffres suivants :

Chez 19 malades, les règles ont paru à leur époque normale, malgré la fièvre qui alors était à une époque variable de son évolution ;

Chez 19, les règles ont reparu sous l'influence du mouvement fébrile, devançant ainsi de 2 à 20 jours l'époque à laquelle les malades les attendaient.

Enfin, chez 19 femmes qui venaient d'être menstruées lorsque la pyrexie apparut, les règles ne furent pas rappelées par le mouvement fébrile avant l'époque de leur retour normal, mais elles ne purent pas non plus être considérées comme ayant été supprimées ; la menstruation parut ne pas s'être ressentie de l'existence d'une fièvre dans l'intervalle d'une époque cataméniale à l'autre.

Nous avons cherché séparément quelle pouvait être sur la menstruation l'influence des diverses pyrexies considérées isolément, et cette recherche nous a conduit à penser que les fièvres à manifestations cutanées, comme la variole et la varioloïde, l'érysipèle facial, la rougeole, la scarlatine, la fièvre ortiée étaient les plus propres à hâter l'éruption du flux utérin ou les moins aptes à en entraver l'apparition ; la fièvre catarrhale et le rhumatisme articulaire aigu occuperaient à ce point de vue le second rang ; enfin la fièvre muqueuse et la fièvre typhoïde, ordre des pyrexies à manifestations sur les muqueuses, ne viendrait qu'en troisième ligne, ainsi que l'on peut s'en convaincre par le tableau suivant :

	Les règles ont devancé leur époque.	Les règles ont apparu à leur époque	Les règles ont été supprimées ou retardées.
25 varioles	10	12	3
5 érysipèles	2	2	1
1 rougeole		1	
1 scarlatine		1	
1 fièvre ortiée	1		
12 rhumatismes	3	5	4
5 fièvres catarrhales		5	
7 » muqueuses	2	1	4
4 » typhoïdes	1		3

Les données précédentes portent donc à penser que les pyrexies occasionnent dans les organes génitaux des congestions comme elles en déterminent du côté des autres viscères : cette congestion est prouvée par l'hémorrhagie utérine, et elle peut être mesurée non seulement par la durée de l'écoulement, mais encore par le plus ou moins de facilité avec laquelle se produit le flux sanguin, c'est-à-dire par le nombre de jours dont il devance l'époque à laquelle il devait paraître normalement. Or, des différences assez sensibles séparent, à ce point de vue, les pyrexies; elles ne hâtent pas toutes également l'apparition du flux menstruel, et, chose remarquable, si un classement était à faire entre les fièvres d'après une pareille base, il nous serait dicté par le tableau précédent, en effet :

La variole fit avancer les règles deux fois de 15 jours, une fois de 10 jours, trois fois de 8 jours, deux fois de 4 jours, deux fois de 2 jours;

L'érysipèle de la face, une fois de 10 jours, une autre fois de 20 jours;

La fièvre ortiée de 4 jours;

Le rhumatisme aigu de 15, de 12 et de 2 jours chez trois malades différentes;

La fièvre muqueuse de 2 jours, et cela chez deux malades seulement;

Quant à la fièvre typhoïde, dans les quatre observations que nous avons sous les yeux, une seule fois nous avons vu la menstruation apparaître : il s'agit d'une femme de 30 ans lymphatique et chez laquelle l'écoulement cataménial apparut, il est vrai, au troisième jour de la fièvre, en devançant de quelques jours l'époque habituelle, mais chez laquelle le flux sanguin parut se manifester sous l'influence d'une large application de moutarde aux cuisses, nécessitée par l'intensité de la céphalalgie, plutôt que sous l'influence de la pyrexie elle-même : trois mois après, la malade était encore à l'Hôtel-Dieu, retenue par une convalescence difficile, et les règles n'avaient pas reparu.

Nous ferons remarquer à ce sujet que souvent l'écoulement cataménial qui a été provoqué par l'apparition d'une pyrexie, finit par se supprimer les mois suivants si la fièvre se prolonge et si la convalescence est longue, pénible et difficile. Ce fait, nous l'avons constaté non seulement à la suite des fièvres muqueuses ou typhoïdes, mais aussi sous l'influence de varioles graves ou confluentes et des rhumatismes articulaires à longue durée. C'est qu'alors la pyrexie change de forme, ou plutôt le malade change de maladie ; ce n'est plus d'une maladie aiguë fébrile, d'une pyrexie qu'il souffre ; mais d'une convalescence accidentée, d'une véritable maladie chronique, souvent apyrétique, et qui, à la manière de toutes les affections chroniques, peut suspendre la menstruation, même pendant plusieurs mois.

M. Raciborski a démontré ce fait sans sortir du champ des affections chroniques des organes respiratoires : on peut l'ériger en loi générale, le prévoir et l'annoncer toutes les fois que la constitution se trouve débilitée par une longue maladie, quelle que soit, d'ailleurs la nature de cette maladie.

Dans les pyrexies, il est important de distinguer deux éléments capitaux : la fièvre d'invasion d'abord, puis la lésion qui, quoique consécutive et secondaire, peut néanmoins avoir une notable influence sur l'économie : il était donc intéressant d'étudier la part qui revient à chacun de ces éléments dans l'action que la pyrexie a sur la menstruation.

Cette étude, nous l'avons entreprise. Nous avons noté soigneusement les cas où la pyrexie avait une action incontestable sur l'écoulement menstruel, les cas, par exemple, dans lesquels on voit le flux sanguin précéder, sous l'influence de la fièvre, de plusieurs jours l'époque habituelle de son apparition, et nous avons pris note aussi de la période de la pyrexie à laquelle avait lieu cette éruption prématurée de l'écoulement menstruel. Or, de pareilles recherches nous ont appris que l'écoulement sanguin, rappelé ainsi par la pyrexie, apparaît surtout pendant la période d'invasion de la fièvre, ou bien dans les premiers jours de la période d'éruption ; lorsque l'éruption est très-confluente et l'état général grave, si les règles n'ont pas déjà paru, elles nous ont semblé avoir une certaine difficulté à faire éruption ; tantôt elles présentent une durée bien moindre qu'à l'ordinaire, tantôt elles font complètement défaut, l'éruption jouant, dans ce cas, le rôle d'un dérivatif plus ou moins énergique.

2o *Quelle est l'influence des pyrexies sur la durée de la menstruation ?*

Cette influence a été variable suivant les différentes

pyrexies : c'est ainsi que les fièvres éruptives, la rougeole, l'urticaire aigu et la variole qu'il nous a été donné d'observer en plus grand nombre, n'ont jamais augmenté la durée et l'intensité de l'écoulement sanguin : les règles ont toujours coulé pendant la pyrexie aussi longtemps qu'elles le faisaient habituellement. — Sur 15 cas, je ne trouve que 3 exceptions : ces trois faits sont des varioles très-confluentes, chez lesquelles l'écoulement sanguin qui avait paru à la fin de la période d'invasion ou au début de la période d'éruption, se tarit après une durée plus ou moins courte lorsque l'éruption fut assez intense pour opérer une vive révulsion à la peau. — Ce fait rentre donc dans les lois de la pathologie générale ; il n'a rien qui doive nous surprendre.

Ce que nous venons de dire des fièvres éruptives en général peut aussi s'appliquer au rhumatisme articulaire aigu. Dans le cours de cette maladie, nous n'avons jamais vu l'écoulement menstruel présenter une durée plus considérable qu'à l'état normal, et quand sa durée a été abrégée, nous avons toujours constaté chez la malade un grand nombre d'articulations engorgées et des douleurs très-intenses, et il nous a été possible d'invoquer de la part de la lésion locale une action résolutive ou dérivative sur le flux sanguin.

Dans nos quatre observations d'érysipèle de la face, l'écoulement menstruel n'a jamais eu une durée inférieure à celle qu'il avait habituellement, chez une malade même qui, à plusieurs années d'intervalle, eut trois érysipèles de la face, et chez laquelle le flux cataménial durait quatre jours normalement ; il dura 20 jours sous l'influence du premier érysipèle, et 8 jours les deux autres fois. Nous ne faisons que signaler ce fait, sans en tirer de conclusions, le chiffre trop restreint sur lequel nous les fonderions ne nous le permet pas.

Le nombre des fièvres muqueuses que nous avons observées sous le point de vue de la menstruation est trop limité aussi pour que nous puissions en conclure quelques données générales ; bornons-nous simplement à constater que dans 4 cas de fièvres muqueuses, deux fois les règles eurent une durée moindre qu'à l'ordinaire, et deux fois elles coulèrent un peu plus longtemps sans cependant que la fièvre présentât des signes de putridité qui aient pu faire croire à des hémorrhagies par dissolution du sang.

3° *Influence des pyrexies sur les autres phénomènes de la menstruation.*

Les pyrexies n'exercent pas seulement leur influence sur l'écoulement sanguin, sur l'époque de son apparition et sur sa durée, mais encore sur les *douleurs pelviennes*, soit hypogastriques, soit lombaires que quelques femmes ressentent habituellement à chaque époque cataméniale.

Toutes les fois en effet que les femmes que nous avons observées ont été réglées pendant le cours d'une pyrexie, elle l'ont été sans douleur : les coliques qui, chez quelques-unes, précédaient ou accompagnaient normalement l'écoulement sanguin, faisaient alors complètement défaut, et la malade perdait sans souffrir, comme si la pyrexie avait pour effet de faciliter la congestion utérine et le flux menstruel. Nous n'avons trouvé qu'une seule exception à cette règle générale sur trente observations.

La fièvre nous a paru avoir la même influence sur *l'écoulement leucorrhéique*, qui, chez quelques malades, précède ou suit de quelques jours l'écoulement sanguin.

Lorsque les règles se sont manifestées dans le cours de la pyrexie, elles n'ont jamais été précédées ou suivies de pertes blanches, non seulement chez les femmes qui, normalement, étaient exemptes de cet accident, mais même chez celles qui, habituellement, présentaient le phénomène à chaque époque menstruelle.

Cette loi n'est probalement pas sans exception ; tout au moins croyons-nous pouvoir l'énoncer d'une manière générale.

B. — INFLUENCE DES PYREXIES SUR LA MENSTRUATION DES FEMMES HABITUELLEMENT RÉGLÉES D'UNE MANIÈRE IRRÉGULIÈRE.

Les femmes qui composent cette seconde catégorie sont généralement un peu plus jeunes que celles qui figurent dans notre classe des femmes régulièrement menstruées. On sait, en effet, que c'est au moment de son apparition, c'est-à-dire à un âge peu avancé que la menstruation éprouve le plus d'écarts ; ce fait ressort, du reste, du tableau suivant dressé sur un total de 90 malades :

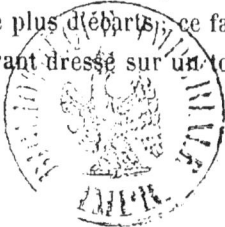

	Femmes bien réglées	Irrégulièrement réglées.
de 15 à 20 ans	14	16
de 20 à 25	24	12
de 25 à 30	12	3
de 30 à 35	5	Total : 31
de 40 ans	4	
Total :	59	

Parmi les malades qui ont fait le sujet de nos observations, 4 n'étaient pas encore réglées, quoiqu'elles eussent de 16 à 18 ans, et 28 n'avaient leurs règles que tous les trois, quatre ou cinq mois. La plupart, à leur entrée à l'Hôtel-Dieu, n'avaient pas eu leurs menstrues depuis deux mois au moins, quelques-unes depuis un an ou deux.

6 seulement accusaient des douleurs avant ou pendant l'écoulement cataménial.

Les pyrexies que présentaient ces malades se classaient de la manière suivante :

15 varioles,	6 fièvres catarrhales,
2 rougeoles,	2 fièvres muqueuses,
4 rhumatismes aigus,	3 fièvres typhoïdes.

L'influence de ces pyrexies sur la menstruation de nos quatre malades non encore réglées fut tout-à-fait nulle. Aucun écoulement utérin ne se produisit pendant la durée de deux fièvres typhoïdes, d'une fièvre catarrhale et d'une variole confluente.

Parmi les 28 autres malades, nous devons en citer deux chez lesquelles la pyrexie a paru avoir une certaine action sur l'écoulement cataménial. L'une de ces malades est une fille lymphatique de 23 ans qui, réglée pour la première fois à douze ans, accuse une grande irrégularité dans ses règles ; elles durent trois ou quatre jours avec quelques coliques, et paraissent seulement tous les deux ou trois mois. Après un retard de deux mois, la malade eut ses règles et ne pouvait les revoir que dans deux ou trois mois, quand survint, trois semaines après, une fièvre catarrhale au quatrième jour de laquelle les règles reparurent sans douleur et en devançant l'époque de leur apparition normale.

Dans le second cas, il s'agit d'une fille de 20 ans qui, réglée pour la première fois à 14 ans, n'a ses règles que d'une manière très-irrégulière, l'écoulement ne dure que de quelques heures à deux jours et est précédé de 8 jours de fortes coliques. Depuis deux mois les règles n'avaient pas paru quand elles se montrèrent spontanément au huitième jour d'une rougeole assez vive : elles durèrent deux jours et ne furent pas précédées de leurs douleurs habituelles.

Deux autres de mes malades, habituellement mal réglées, virent leurs menstrues apparaître pendant le cours d'une pyrexie : mais il est douteux dans ces deux cas que la pyrexie ait eu une influence bien grande sur la réapparition de l'écoulement cataménial. Dans l'un de ces cas, en effet, la malade affectée d'un rhumatisme articulaire aigu, à la suite d'une aménorrhée de plusieurs mois, vit ses règles se manifester après l'ingestion d'un emménagogue. Dans l'autre cas, les règles apparurent après une variole semi-confluente, au moment de la convalescence confirmée, alors que la desquamation était à peu près complètement effectuée : elles s'accompagnèrent, du reste, de vives coliques, comme il arrivait à la malade habituellement ; preuve évidente que la pyrexie, déjà éteinte d'ailleurs, n'avait, sur l'écoulement actuel, qu'une influence très-contestable.

Les quelques faits qui précèdent tendent donc à démontrer que si les pyrexies ne sont pas sans action sur la menstruation chez les femmes ordinairement réglées d'une manière irrégulière, toutefois cette action est moins générale et moins prononcée que celle qu'on doit leur reconnaître sur les règles des femmes ordinairement bien menstruées.

Des recherches précédentes, nous croyons pouvoir tirer les conclusions suivantes :

1º Les pyrexies n'occasionnent pas dans la menstruation le trouble qu'elles apportent en général à toutes les autres fonctions.

Le plus souvent les règles apparaissent à l'époque voulue, dans le cours d'une fièvre, sans éprouver de la part de la maladie une modification notable.

Très-souvent les pyrexies font devancer l'époque habituelle de la manifestation de l'écoulement cataménial ; au contraire, si on les envisage d'une manière générale, ce n'est qu'exceptionnellement qu'elles le retardent ou le suspendent.

2º Les fièvres éruptives à manifestations cutanées, comme la variole, la rougeole, la scarlatine, l'érysipèle facial, l'urticaire aigu, sont, parmi les pyrexies, celles qui

ont le plus de tendance à favoriser l'écoulement menstruel.

Le rhumatisme articulaire aigu et la fièvre catarrhale
ont, sous ce point de vue, une moindre influence.

La fièvre muqueuse et la fièvre typhoïde sont, de toutes
les pyrexies, celles qui ont, sur l'écoulement cataménial,
l'action la moins favorable.

3° C'est par le mouvement fébrile que les pyrexies sem-
blent agir sur l'écoulement menstruel, pour le provoquer
ou en favoriser la manifestation : aussi lorsque les règles
apparaissent pendant le cours d'une fièvre, est-ce le plus
souvent pendant la période d'invasion ou dans les premiers jours de la période d'éruption.

Plus tard, les pyrexies peuvent agir en sens contraire sur
l'écoulement cataménial, soit pour le diminuer, soit pour
le supprimer, et cela pendant la période d'éruption, lorsque celle-ci est assez confluente ou assez intense pour
exercer sur le flux menstruel une action révulsive ou dérivative.

Plus tard encore, pendant ou après la convalescence,
les pyrexies peuvent occasionner ou entretenir l'aménorrhée, lorsque l'organisme a été profondément ébranlé et
débilité par la fièvre et qu'une convalescence laborieuse et
difficile empêche aux forces de se réparer.

4° Les pyrexies ont une certaine influence sur la durée
de l'écoulement cataménial.

Cette durée est diminuée toutes les fois que les lésions
locales sont nombreuses et intenses ; ce fait rentre dans la
loi générale de la révulsion et de la dérivation.

La durée peut être quelquefois augmentée. Ce cas est rare, il nous a paru coïncider surtout avec la fièvre muqueuse et l'érysipèle de la face.

5° Les pyrexies facilitent l'écoulement menstruel et suppriment les douleurs lombaires ou hypogastriques et les flux leucorrhéiques qui, chez quelques femmes, accompagnent habituellement, précèdent ou suivent l'écoulement cataménial.

6° Chez les femmes qui sont habituellement mal ou irrégulièrement menstruées, les pyrexies ont sur les règles une action moins générale et moins prononcée; chez ces malades cependant, elles peuvent quelquefois faire cesser une aménorrhée qui datait de plusieurs mois.

II.

Comparons actuellement les résultats que nous avons obtenus avec ceux auxquels sont arrivés quelques auteurs qui se sont occupés de la question.

Les recherches que l'on a tentées sur l'état de la menstruation dans les fièvres, sont encore peu nombreuses; la plupart des pyrétologues se taisent sur ce point de l'histoire des fièvres; la majorité même des médecins qui ont traité plus spécialement de l'histoire des maladies des femmes, étudient avec soin la menstruation et ses diverses aberrations, mais négligent de s'occuper des modifications que peuvent lui faire subir les pyrexies; ce n'est que dans un petit nombre de traités de pathologie que nous avons trouvé quelques données éparses, souvent écourtées et

peu précises et que nous allons mettre en parallèle avec
ce que nous avons pu observer.

Les auteurs anciens et ceux du siècle dernier, ont signalé l'action de quelques fièvres comme cause excitante
de la métrohémorrhagie.

Hippocrate (1), par exemple, au dire de M. Gendrin (2),
aurait fait connaître l'influence des fièvres gastriques sur
la production des hémorrhagies utérines.

Stoll (3) signale aussi le même fait en décrivant la constitution épidémique de 1778. Au mois d'avril de cette
année, dit-il, il régna à Vienne une chaleur atmosphéri-
que extraordinaire ; les fièvres bilieuses se multiplièrent
et les métrohémorrhagies devinrent si nombreuses qu'elles
semblèrent épidémiques.

Boucher (4), dans une épidémie de fièvre bilieuse qui
régna à Lille en 1758, vit la métrorrhagie accompagner
très-souvent cette maladie.

Strock (5) est un de ceux qui ont le plus insisté sur l'influence que la fièvre gastrique et la fièvre bilieuse ont sur
la production des métro-hémorrhagies.

D'autres ont étudié la métro-hémorrhagie comme phénomène critique de certaines maladies. Hippocrate (6) ra-

---

(1) Hippocrate. *De morbis mulierum*, lib. i, sectio v.
(2) Gendrin. *Traité philosophique de méd. pratique*, t. ii, p. 119.
(3) Stoll. *Ratio medendi*, Morb. epidem., anno 1778.
(4) Boucher. *Journal de méd. de Vondermonde*, t. x, févr. 1759.
(5) Strock. *Obs. med. de una præ cœteris causa propter quam sanguis fœminarum utero nimis prosilit.* 1794.
(6) Hippocrate, *Epidem.*, lib. vii.

porte l'histoire de la pneumonie de la femme de Cléomène qui se jugea le quatrième jour, par l'apparition de règles abondantes. Huxam a vu la même hémorrhagie se produire comme crise de la fièvre typhoïde (1).

M. Gendrin dans son beau Traité de médecine pratique, étudiant d'une manière complète les causes des métro-hémorrhagies, signale comme ayant une grande influence sur la production de ce phénomène, les pyrexies et surtout celles qui modifient puissamment la circulation abdominale, et particulièrement la circulation de la veine porte : telles que les fièvres bilieuses, les fièvres hépatiques ou gastro-hépatiques.

Plus récemment, M. Kennedy (2) a recueilli 262 cas de fièvres de toute nature, ayant présenté dans leur cours des hémorrhagies de diverses sortes. Sur ces 262 fièvres, 163 appartenaient à des hommes, et 99 avaient été observées sur des femmes. Or, parmi ces 99 hémorrhagies, on compta 21 métrorrhagies : ce furent, dit l'auteur, soit une menstruation exagérée, soit la suite d'un avortement : elles se manifestèrent la plupart du temps au milieu de la fièvre et eurent peu d'influence sur la maladie.

On voit d'après ces citations que l'on s'est occupé plutôt des hémorrhagies utérines qui peuvent survenir dans les fièvres que de la menstruation : ces deux questions, quoique différentes, ont cependant un point de contact manifeste. L'existence d'une métrorrhagie implique, en effet,

(1) Huxam, *Opera omnia*, tome ii, page 49.
(2) Kennedy,*Dublin quaterly journal*, août 1856.

Gazette hebdomadaire, 1857, page 28.

l'existence de la congestion utéro-ovarique, élément si important de la menstruation.

Du reste, les diverses observations de nos devanciers viennent confirmer ce que nous avons avancé. Dans les fièvres muqueuses, en effet, nous avons vu l'écoulement menstruel, quand il se produisait, augmenter un peu d'intensité et se rapprocher ainsi de la métrorrhagie, et survenir vers le milieu de la fièvre, sans avoir sur elle une influence bien évidente, ce que M. Kennedy a pu aussi constater.

Les auteurs suivants ont dans leurs recherches étudié moins la métrorrhagie dans les fièvres que l'écoulement menstruel.

Voici simplement ce que disent à ce sujet les auteurs du *Compendium de médecine*, à l'article fièvre : « Les évacuations de mucus de bile, de sang etc., le ptyalisme... le *flux menstruel*, hémorrhoïdal etc., voilà des phénomènes qui sont considérés par les uns comme n'étant qu'accidentels, par les autres comme des dépendances nécessaires du mouvement fébrile. »

M. Piorry plus explicite, écrit dans son traité de pathologie iatrique, (tome 2 : page 411 ; § 1,005) : « Parfois le flux périodique de la femme, s'il existe au moment du frisson, se supprimera d'une manière instantanée ou présentera de grandes modifications : certains avortements ont semblé prendre leur point de départ au moment du frisson fébrile. » — Ailleurs (tome 1 : page 415 : § 1,017), le même auteur ajoute : « En général, on observe assez rarement, dans la fièvre, des symptômes du côté des organes génitaux : parfois les règles coulent pendant sa durée avec des modifications variées sous le rapport de leur abondance, comme aussi relativement à l'abondance et à la qualité du sang. »

Ces rares documents sont peu précis, mais voici deux travaux entrepris sur la question qui nous occupe, l'un par M. Raciborski en 1842 (1) et l'autre par M. Hérard en 1851.

M. Raciborski s'est proposé de rechercher l'influence des affections des organes respiratoires sur la menstruation et de celle que cette évacuation exerce sur la marche de ces affections. L'auteur divise les maladies du poumon, en maladies aiguës, et en maladies chroniques.

Parmi les maladies aiguës, il range la bronchite, la pleurésie, la pneumonie et leurs combinaisons. Dans cette première catégorie de maladies, M. Raciborski a remarqué que les règles paraissaient être très peu influencées par le mal : nous avons vu nous-même la plupart des pyrexies provoquer souvent l'écoulement menstruel, et faire avancer l'époque de son apparition.

Dans la catégorie des maladies chroniques du poumon, figure surtout la phthisie pulmonaire. M. Raciborski a vu les règles se supprimer à une époque plus ou moins rapprochée du début, ordinairement d'autant plus tard que la marche de la maladie était plus lente, et que l'affection tuberculeuse était moins intense. Nous avons aussi fait remarquer que les règles se supprimaient même après les

(1) Raciborski, *Gazette médicale de Paris*, 1842, page 401.

pyrexies, lorsque survenait une convalescence longue et laborieuse, véritable maladie chronique.

Le travail de M. Hérard que nous avons mentionné plus haut a été lu à la Société médicale des hôpitaux de Paris, dans sa séance du 17 septembre 1851. MM. Béhier et Hardy, qui se sont inspirés de ce mémoire, disent que les règles manquent rarement dans les maladies aiguës : elles paraissent ordinairement à l'époque voulue, souvent même la quantité du sang est augmentée, ce qui s'observe surtout dans les affections fébriles : dans les maladies chroniques, au contraire, ajoutent les auteurs, le flux menstruel diminue de force, devient irrégulier et finit par se supprimer à mesure que l'influence de la maladie se fait sentir sur la constitution (1).

III.

Avant de terminer, un mot sur cet écoulement sanguin que nous venons d'étudier, quelle en est la cause ? quelle en est la nature ? quel en est le but ?

Cet écoulement, dans les cas que nous avons observés, ne doit pas être confondu avec les hémorrhagies graves que l'on rencontre souvent dans les fièvres putrides, et que l'on doit rattacher à une altération profonde du sang, à cet état que l'on nommait anciennement état putride, état dissout du sang ; nous avons eu grand soin d'écarter de notre statistique tous les cas de ce genre : c'est moins, en

(1) Hardy et Béhier, *Traité de pathologie interne,* tome i, page 714.

effet, la métrorrhagie que la menstruation que nous voulions observer dans les fièvres.

Le flux sanguin survenu chez nos fébricitantes est donc le résultat plutôt d'une congestion des organes génitaux que d'une altération du sang : mais cette congestion, quelle en est la nature ?

M. Gendrin pense qu'elle est toute mécanique ; pour lui, elle est simplement le résultat de la gène de la circulation abdominale. « Les maladies aiguës qui déterminent le plus souvent les métrorrhagies, dit-il, alors symptômatiques de leur présence, sont toutes celles qui modifient la circulation abdominale et particulièrement la circulation de la veine porte : ainsi les hépatites, les fièvres continues ou intermittentes, les flux bilieux sont très-souvent suivis de métrohémorrhagies. » Cependant dans un autre passage de son Traité de médecine pratique, M. Gendrin dit en parlant de la menstruation que « toutes les causes excitantes qui agissent sur la circulation augmentent l'abondance des règles et en accélèrent souvent la manifestation (1). » Ne devait-il pas dès lors reconnaître que l'hémorrhagie utérine dans les fièvres devait être le résultat d'un trouble de la circulation plutôt dynamique que mécanique ?

C'est, en effet, l'opinion qui nous semble la plus vraie ; les organes génitaux se congestionnent dans les fièvres, comme on voit tous les viscères se congestionner plus ou moins dans ces maladies. La mensuration, l'inspection, la

(1) Gendrin. *Loco citato*, t. II, p. 8.

palpation, la percussion, l'auscultation viennent révéler
les congestions du foie, des poumons, de la peau, etc.
L'écoulement sanguin est le principal signe qui trahit celle
de l'utérus.— Chaque pyrexie tend à congestionner plutôt
tel ou tel organe que tel ou tel autre ; c'est dans la fièvre
typhoïde, par exemple, ou dans la fièvre muqueuse que le
poumon est principalement congestionné ; par une sorte
d'élection analogue, la variole semble congestionner forte-
ment les organes génitaux ; c'est dans les varioles, en effet, que nous avons vu les règles devancer le plus souvent
leur époque habituelle d'apparition.

Quelle est la signification de l'écoulement sanguin que
nous avons remarqué chez les fébricitantes ? Est-il l'indice
de la maturité d'une vésicule de Graaf ? Est-ce l'indice
d'un travail ovarien, une véritable menstruation en un
mot ? ou bien simplement le résultat d'une congestion fébrile ?

Cette question ne peut être résolue qu'au moyen de
nombreuses autopsies ; celles que nous avons faites pour
nous éclairer sur ce point ont porté sur des fièvres typhoïdes et des varioles confluentes graves arrivées à une période assez avancée de leur durée, dans le cours du troisième septenaire environ : les malades n'avaient pas
présenté de métrorrhagie pendant leur fièvre. Dans tous
ces cas, nous avons trouvé une forte injection des ovaires
et du plexus pampiniformes ; de nombreuses vésicules de
Graaf se trouvaient dans ces organes, la muqueuse utérine
était ramollie et un peu tuméfiée.

Ces faits nous portent à penser que l'écoulement san-

guin que nous avons vu devancer chez nos fébricitantes
l'époque cataméniale, devait être considéré comme une
véritable menstruation, ou comme se produisant par un
mécanisme analogue : nous ne nions pas que l'utérus puisse
être directement congestionné par l'état fébrile, mais l'état
congestif des ovaires nous démontre aussi qu'il se passe
dans ces organes un véritable travail, sinon semblable, du
moins analogue à celui qui s'y passe aux époques mens-
truelles : la congestion utérine et la transsudation san-
guine ne sont que la conséquence naturelle et par sympa-
thie de ce travail ovarien.

Les auteurs anciens se sont attachés à découvrir le but
de l'écoulement menstruel pendant les fièvres ; ils ont
voulu y voir une crise et se sont complu à le respecter ou
à l'exciter.

M. Raciborski n'a pas été conduit à partager cette manière de voir, il nous est aussi impossible de l'accepter.
Le plus souvent nous avons vu paraître cette métrorrhagie
dans les premiers jours de la pyrexie ; or ce n'est pas à son
début qu'une maladie tend à se juger habituellement. Cet
écoulement, nous le répétons, est le résultat d'un fait général et signalé, du reste, par tous les pyrétologues, à sa-
voir la tendance dans les pyrexies à la congestion des dif-
férents viscères.

C'est ce qui pourrait faire l'énoncé de notre septième et
dernière conclusion.

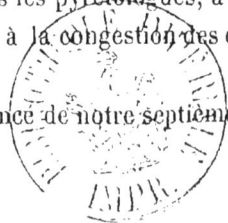

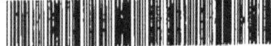